SITZUNGSBERICHTE DER SÄCHSISCHEN AKADEMIE
DER WISSENSCHAFTEN ZU LEIPZIG

Mathematisch-naturwissenschaftliche Klasse
Band 114 · Heft 1

HASSO ESSBACH

MORPHOLOGISCHES ZUR ORTHOLOGISCHEN UND PATHOLOGISCHEN DIFFERENZIERUNG UND ZUM ANPASSUNGS- UND ABWEHRVERMÖGEN DER MENSCHLICHEN PLACENTA

Mit 12 Abbildungen

AKADEMIE-VERLAG · BERLIN

1980

SITZUNGSBERICHTE DER SÄCHSISCHEN AKADEMIE DER WISSENSCHAFTEN ZU LEIPZIG

MATHEMATISCH-NATURWISSENSCHAFTLICHE KLASSE

Band 107

Heft 1 Prof. Dr. OTT-HEINRICH KELLER, Die Homologiegruppen der Flächen 3. Ordnung
1965. 15 Seiten – 8° – M 2,30

Heft 2 Prof. Dr. FRANZ RUNGE, Grignard und die nach ihm benannte Synthese
1966. 17 Seiten – 3 Abbildungen – 8° – M 2,30

Heft 3 Prof. Dr. KARL SCHMALFUSS, Zur Kenntnis der Bodenbildung
1966. 13 Seiten – 4 Tabellen – 8° – M 1,40

Heft 4 Dr. BODO RENSCHUCH, Verallgemeinerungen des Bezoutschen Satzes
1966. 41 Seiten – 8° – M 4,50

Heft 5 Prof. Dr. med. ROLF EMMRICH, Realität und Theorie des Alterns
1966. 20 Seiten – 9 Abbildungen – 8° – M 2,60

Heft 6 Prof. Dr. WILHELM MAIER, Nichteuklidische Volumina
1967. 20 Seiten – 16 Abbildungen – 8° – M 2,80

Heft 7 Dr. LOTHAR VON WOLFERSDORF, Zur Berechnung optimaler Strategien für Spiele über dem Einheitsquadrat mit an der Hauptdiagonalen unstetigen Auszahlungsfunktionen
1968. 53 Seiten – 8° – M 5,70

Band 108

Heft 1 Prof. Dr. PAUL GÖRLICH / Dipl. Phys. DETLEF GÜLDNER / Dr. HANS-JOACHIM POHL, „Elektronische Spektralmessung" mit steuerbaren Photovervielfachern
1967. 12 Seiten – 9 Abbildungen – 1 Tabelle – 8° – M 2,10

Heft 2 Prof. Dr. MANFRED GERSCH, Neuroendokrinologie der Insekten
1968. 33 Seiten – 12 Abbildungen – 1 Kunstdrucktafel – 8° – M 4,–

Heft 3 Prof. Dr. HASSO ESSBACH, Die Bedeutung der Morphologie in der Heilkunde
1968. 16 Seiten – 1 Textabb. – 13 Abb. auf 8 Kunstdrucktaf., davon 11 vierfarbig – 8° – M 12,80

Heft 4 Prof. Dr. OTT-HEINRICH KELLER, Über eine Definition von S. Lefschetz in der topologischen Schnitttheorie 1969. 29 Seiten – 1 Abb. – 8° – M 4,20

Heft 5 Prof. Dr. WOLFGANG TUTSCHKE, Das Reziprozitätstheorem für eine Klasse pseudoholomorpher Funktionen mehrerer komplexer Variabler 1969. 19 Seiten – 8° – M 3,30

Heft 6 Prof. Dr. WALTER BREDNOW, Von Lavater zu Darwin
1969. 31 Seiten – 14 Abbildungen im Anhang – 8° – M 5,50

Heft 7 Prof. Dr. FRANZ RUNGE, Organische Disulfimide in Wissenschaft und Technik
1970. 24 Seiten – 2 Abbildungen – 8° – M 3,60

Band 109

Heft 1 Prof. Dr. ERICH RAMMLER, Über die Theorien der Braunkohlenbrikettentstehung
1970. 38 Seiten – 13 Abb., davon 2 auf 2 Tafeln – 8° – M 4,–

Heft 2 Prof. Dr. WOLFGANG TUTSCHKE, Stammfunktionen komplexwertiger Funktionen
1970. 20 Seiten – 8° – M 3,70

Heft 3 Dr. habil GÜNTHER EISENREICH, Zur Syzygientheorie und Theorie des inversen Systems perfekter Ideale und Vektormodule in Polynomringen und Stellenringen 1970. 88 Seiten – 8° – M 10,80

SITZUNGSBERICHTE DER SÄCHSISCHEN AKADEMIE
DER WISSENSCHAFTEN ZU LEIPZIG

Mathematisch-naturwissenschaftliche Klasse
Band 114 · Heft 1

HASSO ESSBACH

MORPHOLOGISCHES ZUR ORTHOLOGISCHEN UND PATHOLOGISCHEN DIFFERENZIERUNG UND ZUM ANPASSUNGS- UND ABWEHRVERMÖGEN DER MENSCHLICHEN PLACENTA

Mit 12 Abbildungen

AKADEMIE-VERLAG · BERLIN

1980

Vorgetragen in der Sitzung am 20. Mai 1977
Manuskript eingeliefert am 13. Januar 1978
Druckfertig erklärt am 27. Dezember 1979

Erschienen im Akademie-Verlag, DDR-1080 Berlin, Leipziger Straße 3—4

Lizenznummer: 202 · 100/76/80
Gesamtherstellung: VEB Druckhaus „Maxim Gorki", 7400 Altenburg
Bestellnummer: 762 749 2 (2027/114/1) · LSV 2145
Printed in GDR
DDR 4,— M

Die Existenz eines jeden Menschen hängt u. a. ab von der Funktion eines intrauterinen Kontaktorganes, der Plazenta. Sie ist biologisches multipotentes Vermittlungsorgan zwischen Mutter und Kind und übt resorptive, transferrierende, stoffproduzierende und eliminierende Funktionen aus und dient dem Gasaustausch i. S. einer Lungenfunktion.

Sie ist im wesentlichen kindliches Produkt und wird in Entwicklung und Funktion kybernetisch vom Kind her gesteuert.

Im allgemeinen funktioniert sie optimal und führt zur Geburt eines reifen gesunden Kindes. Aber sie kann unterentwickelt, entwicklungsgehemmt, fehldifferenziert oder anderweit pathologisch alteriert sein, was Gedeihstörungen am Kind zur Folge hat.

Es war besonders die Frage nach den Ursachen der Frühgeburtlichkeit, der intrauterinen Dystrophie, des intrauterinen Fruchttodes, der Übertragung, der Dyskrasie, der Dyshormonosen und der intrauterinen Infektionen, die zwangsläufig dazu führten, daß im Verlauf von drei Jahrzehnten im Rahmen der Kinderpathologie einige Tausend Plazenten auf evtl. Anomalien systematisch von mir und meinen Mitarbeitern untersucht wurden.

Bei diesen Bemühungen hat sich ergeben, daß sowohl Zeichen der Unterentwicklung, der Differenzierungshemmung, der Anpassung an funktionelle Störsituationen, Zeichen gestörter Anpassung wie auch Phänomene der Abwehr entzündlicher Schäden zu ermitteln waren.

Darüber soll berichtet werden.

Für die Beurteilung einer regelhaften, zeitgemäßen oder gestörten Struktur der Plazenta ist die Kenntnis der orthologischen Entwicklung und adaptiven Differenzierung des nur zehn Monate vitalen Organes wesentliche Voraussetzung.

Zum Verständnis des Vorzutragenden zunächst einiges über Orthologie und normale Differenzierung.

Die Plazenta ist im wesentlichen Produkt der Zygote. Sie entsteht durch Zellwucherungen der Trophoblastschale des befruchteten implantierten Eies. Die Trophoblastsäulen erfahren eine Differenzierung zu Zotten. Deren Struktur ist charakterisiert durch eine plasmoidale syncytiale Außenschicht mit Kernen, eine untergelagerte Zellschicht, genannt LANGHANSschicht und durch einen Innenbereich aus mesenchymalen Elementen mit Mesoblasten, Fibroblasten, Angioblasten, Blutkapillaren, Perizyten und histiozytären Wanderzellen, den enzymreichen HOFBAUER-Zellen. Basalmembranen kommen vor am Synzytium und an den Kapillaren. Wichtigster Bestandteil ist das Synzytium mit seinem Reichtum an Kernen und ultramikroskopischen Protoplasmaorganellen, wie Mitochondrien, Pinozytosebläschen, Golgiapparat, Pino-Lyso-Phago-Ribo-Polysomen, glattem und rauhem Ergastoplasma und Mikrovilli. Hinzu kommt, daß ein Zottenoberflächenmosaik besteht, das durch enormen Enzymreichtum biologische Leistungsfelder unterschiedlicher Stoffwechselwirkungen darstellt.

KAUFMANN u. Mitarb. haben sieben solche Bereiche unterschiedlicher Funktion differenzieren können:

1. Synzytiokappilläre Membranen als Stellen passiver Diffusion und intensivsten Glukosetransportes.
2. Dicke Epithelabschnitte mit Enzymen für energieverbrauchende Substanzveränderung.
3. Dickere kernfreie Synzytialabschnitte mit Enzymaktivitäten für überwiegende Resorptionsaufgaben mit Stoffabbau und Umwandlung.
4. Synzytium mit Kernen und Krebszyklusenzymen für energieverbrauchende synthetische und sekretorische Prozesse.
5. Synzytium mit Proliferationsknospen und Enzymen für Energie-, RNA- und HGC-Produktion.
6. Synzytium mit glattem endoplasmatischem Retikulum und tubulären Mitochondrien und Zeichen von intensivem Östrogen- und Progesteronmetabolismus.
7. Synzytium über LANGHANSzellen mit Aktivitäten, die für Östriolsynthese sprechen.

Bemerkenswert ist auch eine Angabe von VAČEK, wonach sich die Ultrastruktur der dynamischen Mosaikfelder des Synzytiotrophoblasten entsprechend den Anforderungen des Keimlings im Laufe der Schwangerschaft verändert. Es sind in der Plazenta über hundert Enzyme bekannt.

Die Resorptionszotten stellen die Enden von etwa 200 baumartig verästelten Stammzotten dar, von denen jeweils zehn ein sogenanntes Plazeton bilden.

Besonders wichtig ist der maternofetale Kontaktraum, das Intervillosum, als mütterliches Strombahnsystem zwischen den Zotten. Es entsteht dadurch, daß Trophoblastzapfen mit histolytischen Fähigkeiten die mütterliche Dezidua und dortige Gefäßwände auflösen und so einen Flutraum mit gerinnungsfreier Blutzirkulation zwischen den Zotten schaffen. Der mütterliche arterielle Zufluß erfolgt aus der Basalplatte an der Basis des Plazetons. Der venöse Abfluß vollzieht sich an den Rändern im Bereich sogenannter Deziduapfeiler basal und über ein deckplattennahes Strömungsfeld bis zum Randsinus hin.

Die Resorptionszotten liegen im Plazeton außerordentlich eng gepackt, so daß zwischen ihnen nur ein haargefäßenger Spalt von nur 1—3 μ Breite besteht (LUDWIG). Mütterliche Erythrozyten können nur mit der bikonkaven Schmalseite diesen Spaltraum passieren und erlangen so Kontakt zu zwei Grenzzotten, was ein Optimum für Sauerstoffabgabe darstellt. In den Randzonen des Plazetons kann der Strömungsraum aber bis zu 200 μ betragen.

Im Schwangerschaftsverlauf kommt es nun zu Wachstums- und Differenzierungsvorgängen. Die Zahl der Zotten nimmt zu, die Größe der Einzelzotte jedoch ab, was zur Vergrößerung der Gesamtzottenoberfläche führt. Gewisse Größenschwankungen bleiben jedoch bestehen.

Der Anpassungsprozeß führt weiter zu einem inneren feinstrukturellen Zottenumbau.

Im Synzytium werden vom 4. Monat ab sogenannte Mikrovilli an der Oberfläche entwickelt, die zu enormer Oberflächenvergrößerung führen. Nach LUDWIG nehmen sie an Höhe und Dichte bis Mens IX kontinuierlich zu.

Die LANGHANSschicht verschwindet im 5. Monat, bleibt aber in Fragmenten bis Schwangerschaftsende erhalten (PANIGEL) und kann partiell regeneriert werden.

HOFBAUER-Zellen, die reichlich im 1. Trimenon vorhanden sind, werden mehr und mehr reduziert, bleiben aber reproduzierbar.

Der Zottendurchmesser wird verkleinert von 0,2 bis maximal auf 0,025 mm, also bis fast auf ein Zehntel der Embryonalzotte (KNOPP).

Die Basalmembranen, an der Basis des Synzytiums in den ersten Wochen nur 250 μμ dick und an den Kapillaren erst ab 8. Woche überhaupt nachweisbar (KEMNITZ), erfahren zur Schwangerschaftsmitte hin und besonders in der 35. Woche eine deutliche Verdickung. Bei Krankheitsprozessen (Toxämien, Diabetes) können sie deutlich verdickt sein (HERTIG).

Die Zottenkapillaren, zunächst axial entwickelt, werden bis Schwangerschaftsmitte mehr und mehr oberflächennahe verlagert und erweitert. Ihr Streckennetz vergrößert sich. Schließlich kommt es gegen Schwangerschaftsende an der Zottenoberfläche zur Bildung von synzytio-kapillären Membranen, bestehend aus abgeflachtem Plasmodium, Basalmembran und Kapillarwand, das Ganze nur 2 μ dick (KEMNITZ), ein Optimum für fetomaternen Gasaustausch und Resorption.

Das Zottenstroma erfährt eine zartfaserige Kollagenisierung, die der Stabilisierung des Zottengerüstes dient. Es können synzytiale Knospen an der Zottenoberfläche als Ansätze zur Zottenvermehrung auftreten. Auch die Ultrastruktur des Synzytiums soll eine leistungsadäquate Optimierung erfahren (VAČEK).

Nach BECKER bestehen am Schwangerschaftsende folgende Reifezeichen: Kleine Resorptionszotte, reichlich Syncytiokapillarmembranen, Kernknospen als statisches Stabilisierungszeichen und Engerwerden der Zottenstammgefäße.

Soviel zur Grundstruktur und orthologischen Differenzierung der Plazenta. Man darf daraus entnehmen, daß die Größe der plazentaren Zottenoberfläche und die Intaktheit der Resorptionszotten wichtigste Faktoren für das Leistungspotential der Plazenta sind und daß eine kybernetisch gesteuerte, jeweils termingerechte Korrelation zwischen Kind und Plazenta garantiert sein muß, wenn ein in allen Bereichen gesundes Kind entwickelt werden soll. Alle Prozesse, die zu einer ungenügenden Resorptionsfläche oder Leistungsanomalie der Zotten führen, bedeuten eine Gefährdung für das Kind.

Damit berühren wir die *Frage nach den pathologisch-morphologischen Phänomenen,* die beobachtet werden können.

Pathologisch wirksam können z. B. unzeitgemäße Differenzierungen oder auch vorzeitige Ausreifungszustände werden. BECKER hat als *Maturitas praecox* eine primäre vorzeitige Ausreifung der Plazenta charakterisiert. Die Enddifferenzierung der Plazenta wird zu früh erreicht. Die Kinder sind unterentwickelt.

Auch Zottenentwicklungshemmungen kommen vor, wie sie KLOOS und VOGEL beschrieben haben. Ihnen liegen Störungen der Stammzottenverzweigungen zugrunde. Beim *intercalaren Ramifikationsdefekt* werden fetalisierte Zottenstämme angetroffen und ein Mangel an Rami 1.—3. Ordnung. Reichlich vorhanden sind reguläre Endzotten.

Beim *Ramifikationsarrest* sind zu wenig Endzotten entwickelt. Solche Vorkommnisse sind relativ selten.

Bei frühgeborenen und dystrophen Kindern kommen Plazenten mit *primärer Reifungsverzögerung* vor. Es treten dabei große, nicht dem Gestationsalter entsprechende Zotten auf mit wenig Zentralgefäßen, spärlichen synzytio-kapillären Membranen, zellreichem retikuliertem Stroma, Stromaödem und zahlreichen HOFBAUER-Zellen.

Größere Bedeutung haben darüber hinaus *Anpassungsversuche* der Plazenta, einen allgemeinen Leistungsmangel, besonders bei Sauerstoffhunger und Substratmangel des Feten zu kompensieren, wobei Oberflächenvergrößerung und Strombahnerweiterung Hauptziele der Weiterdifferenzierung darstellen.

Erreicht wird ein solcher Effekt durch Knospung im Synzytium, Jungzottenbildung, Gefäßnetzvergrößerung durch Kapillarvermehrung (Abb. 1), Randkapillarisierung der Stammzotten (Abb. 2), sinusoide Kapillarerweiterung mit Vergrößerung der synzytio-kapillären Membranen und Zottenangiomatisierung.

Darüber hinaus kommen im Anpassungsprozeß zeitlich atypische oder faktisch fehlstrukturierte Zotten mit schweren Reifungshemmungen vor, denen besondere Effektivität kaum zuerkannt werden kann. Es sind unzeitgemäß entwickelte Embryonalzotten mit kontinuierlicher LANGHANSschicht (Abb. 3), Ödemzotten, retikulierte Makrozotten mit HOFBAUER-Zellen, Riesentraubenzotten mit Minizottenbesatz, Zotten mit Stromaaktivierung und Fibroblastenvermehrung (Abb. 4), Zotten mit Stromafibrose, gefäßlose Zotten, chorangiomatöse Zotten, polymorphe Wurzelstockzotten mit Stromaanomalien (Abb. 5). (Dokumentation durch Diapositive).

Sonderstrukturen der genannten Art werden vor allem bei Stoffwechselstörungen, so beim mütterlichen Diabetes, bei Blutfaktoren-Dyskrasien und anderen fetalen Anämien, bei Übertragungen sowie als Teilreaktion bei intrauterinen Infektionen beobachtet, so bei Lues, Toxoplasmose, TBC, Cytomegalie und bei Virushepatitis (der Mutter).

Charakteristisch ist hierbei das Nebeneinander von ausgereiften Resorptionszotten und abnormen Zottentypen, wie sie eben dargestellt wurden. Es kommt dabei unzeitgemäß zur Differenzierung atavistischer Zottenstrukturen mit Reifungshemmung (Abb. 3), wobei aber Proliferationsimpulse vorherrschen können. Zottenveränderungen der skizzierten Art zeigen besonders deutlich die Möglichkeiten der Plazenta zur Anpassung an bestimmte Störsituationen auf. Zudem ergibt sich aus den Reaktionsweisen, daß schadenspezifische Reaktionseffekte streng genommen nicht möglich sind. Zottenveränderungen bei Diabetes, Rh-Dyskrasie, Virusinfekten oder Toxoplasmose zeigen, was reaktive Spät- oder Zusatzdifferenzierungen anlangt, gewisse Übereinstimmungen und nur im Ausmaß gewisse Unterschiede. Das strukturelle Anpassungsvermögen scheint in dieser Beziehung im Prinzip uninformiert und limitiert. Ein Teil dieser Leistungen dient offensichtlich weniger der Schadensabwehr als vielmehr der Kompensation der Leistungsminderung der Plazenta durch den vorliegenden Grundschaden.

Die abstrahierende Betrachtung besagt natürlich nicht, daß bei kausalspezifischen Prozessen nicht charakteristische Kombinationen solcher Anpassungsstrukturen vorliegen können. Zwei Beispiele mögen dies verdeutlichen.

Beim *Diabetes* der Mutter ist die Plazenta erheblich verändert. Sie zeigt Übergewicht und ist flüssigkeitsreich bis ödematös. Die Resorptionszotten sind unterschiedlich groß. Große Zotten überwiegen, auch treten Riesentraubenzotten auf. Die Zottenvaskularisation ist unterschiedlich. Neben gering vaskularisierten kommen übervaskularisierte Resorptionszotten vor. Reichlich sind Makrozotten mit randständiger Kapillarproliferation, aber ohne Bildung von syncytio-kapillären Membranen trotz auffälliger Randhyperämie. Knospungen und Zottenneubildung an End- und Stammzotten sind regelmäßig festzustellen. Auffällig ist auch eine betonte Fibrosierung des Stromas fast aller Zotten. Spärlich kommen spongiosierte Ödemzotten und kleine Gruppen nekrotischer Zotten vor. Zahlreich können differenzierungsgehemmte Zotten sein mit Resten der LANGHANSschicht, zellreichem Stroma, primitiven Kapillarsprossen und fehlenden Zentralgefäßen.

Alle diese Veränderungen sind von zahlreichen Untersuchern beschrieben, wenngleich unterschiedlich interpretiert worden (HÖRMANN, BARTHELHEIMER, KLOOS, ESSBACH, VOGEL, HORKY, EMMRICH). Die Zottenmuster sprechen einerseits für Differenzierungsstörungen und Reifungshemmungen bekannter Art, und andererseits für einen überforderten Leistungszwang mit Ausbildung bekannter Proliferationsmuster, die für sich gewertet, nicht eben pathognomonisch für Diabetes sind. Im ganzen also liegt eine Summation geläufiger Reaktionsmuster in besonderer Kombination vor, hier ausgelöst durch die diabetische Dyshormonose.

Die Plazenta bei verlängerter Tragzeit und lebendgeborenem Kind (*Übertragung*) liefert ein klassisches Beispiel dafür, wie eine a priori normale Plazenta eine Überforderung an Leistung, morphologisch gesehen, bewerkstelligen kann. Zeichen zusätzlich forcierter Anpassung sind hier totale Kapillarisierung der Zotten mit extremer Gefäßdilatation und Hyperämie, Vergrößerung und Zunahme der Zahl der syncytio-kapillären Membran, engkalibrige Kapillarproliferationen in der Peripherie von Stamm- und Terminalzotten sowie Vermehrung von Kernknospen und erhebliche Zottenneubildung. Letztere können nach ZEMKOWA zwischen der 38. und 40. Woche in 20% und zwischen der 44. und 46. Woche in 70% der Übertragungen vorkommen.

Darüber hinaus gibt es bei Übertragungen mit abgestorbenem, einige Zeit retiniertem Kind morphologische Strukturveränderungen regressiver Art soweit die intervillöse Zirkulation noch funktioniert, aber auch solche artefizieller Natur. Das Intervillosum erscheint stark erweitert durch Zottenkollaps als Folge des fetalen Zirkulationsausfalles und durch Wasserverlust. Hinzu kommt die postpartale Entleerung des weiträumigen Intervillosums, wodurch Strukturen auftreten, die denen des vitalen intrauterinen Organes nicht mehr entsprechen.

Bei solchen Übertragungen kommt es auch zur Stromainduration mit Kollagenose und evtl. Verkalkung.

Alle diese Zeichen haben für die Frage der Leistungsanpassung der Plazenta und für die Ursachenforschung der Übertragung keine Bedeutung.

Diese Feststellung rechtfertigt den Hinweis, daß man natürlich aus der Strukturanomalie allein nicht schlechthin den Grad einer funktionellen Minderleistung ablesen kann. Es sei daher nicht unerwähnt, daß bei aller vermuteten Insuffizienz solcher Fehlstrukturen bislang keine Untersuchung über ultrastrukturelle Befunde oder enzymatische Leistungsanomalien im Syncytiummosaik solcher Zotten vorliegen.

Die bislang erwähnten Befunde zeigen, daß die Plazenta gewisse, wenn auch begrenzte Möglichkeiten der reaktiven Anpassung an Leistungsanforderungen hat. Eine andere Frage ist die nach den *Abwehrmöglichkeiten* bei exogenen diaplazentaren toxischen oder mikrobiellen Schädigungen des Organes.

Während über Arzneimittelmetabolismus in der Perinatalperiode allerlei bekannt ist, liegen morphologische Befunde durch chemisch-toxische Einwirkungen — vom Seifenabort abgesehen — nicht vor. Daß aber durch toxische Wirkungen über das mütterliche Blut Zottenschäden ausgelöst werden können, beweist eine Eigenbeobachtung.

Bei einem Spätabort ließen sich an der Oberfläche vieler Zotten zirkumskripte makulöse Herde feststellen (Abb. 6), bei denen eine Verkalkung der Basalmembran vorlag, welcher sich kegelförmig eine feinstreifige Inkrustation des Zottenstromas anschloß. Die Kegelspitze lag an der zentralen Kapillare, so daß ein Strömungsfeld markiert war. Das Chorionepithel war über dem Kalksaum der Zotte degeneriert, zeigte aber nach dem Intervillosum hin eine meist zottige syncytiale Proliferation als vitale Reaktion, ähnlich der bei Blasenmole. Die fetomaterne Barriere war hier zweifellos mottenfraßartig geschädigt mit Dysorieeffekt und Fruchtschädigung. Austauschvorgänge konnten an den porösen Membranstellen wohl nicht mehr kontrolliert werden. Die kausale Genese konnte leider nicht geklärt werden.

Nicht unerwähnt sei an dieser Stelle, daß es nach Blanc bei der erbbedingten kongenitalen Nephrose, bei der die Mutter Antikörper gegen die Basalmembran der Plazenta und der kindlichen Niere entwickelt, zur Trophoblastenunreife und zum massiven Zottenödem kommt. Hier sind es also immunologische Unverträglichkeiten, welche die Membranschädigung bedingen.

Was schließlich das *Abwehrvermögen der Plazenta bei mikrobiellen Schädigungen* anlangt, so konnten wir im Institut fast alle die Plazenta einbeziehenden Infektionen untersuchen, so die Syphilis, Tuberkulose, Toxoplasmose, Listeriose, Virusinfektionen, Koliinfektionen, auch Prozesse, die über eine ascendierende Fruchtwasserinfektion sekundär oder primär bei Abtreibungsversuchen zur Plazentaalteration führten.

Die Ermittlungen sollen hier nur soweit zur Sprache kommen, wie sie die jeweiligen Eigenleistungen der Plazenta am Entzündungsprozeß betreffen und zeigen, wozu das kurzlebige Organ befähigt ist.

Man wird keine über die fetalen Möglichkeiten hinausgehenden Reaktionsweisen erwarten können, und die Reaktionen werden zudem vom Gestationsalter abhängig sein. Erst ab Schwangerschaftsmitte kommt es zu entzündlichen Abwehrzeichen.

Man weiß seit längerem, daß eine Infektion mit hochvirulenten Erregern im Embryonalstadium nur alterativ wirkt, Gewebsnekrosen erzeugt und zum Fruchttod führt. Es kommen keine zellulären Abwehrreaktionen in dieser Phase zustande.

Über plazentare Veränderungen in der Embryonalphase bei Virusinfektionen (Röteln, Poliomyelitis, Grippe) oder durch toxische Substanzen wie Kontergan oder auch durch radioaktive Strahlen ist nichts bekannt.

Im Embryo selbst werden vornehmlich stoffwechselaktive Keimfelder zerstört. Es kommt zu Gewebsausfällen im Entwicklungsgeschehen und zu Mißbildungen vielfältiger Art. Eine Regeneration solcher Schadensbezirke erfolgt in diesem Lebensabschnitt nicht. So ist keine Chance gegeben, solche Mißbildungen ungeschehen zu machen.

Nun zum *Entzündungsvorgang.* Ein lokales Entzündungsgeschehen kann aus allgemeinpathologischer Sicht alterative, exsudative und histiogenproliferative Teilphänomene aufweisen, d. h. Gewebsuntergang, Austritt von Blutbestandteilen in das Gewebe und Mobilisation ortsständiger Gewebselemente, wie Histiozyten, Fibroblasten, Angioblasten, Riesenzellen, Lymphozyten und Plasmazellen.

Es fragt sich, wie weit die Potenzen der Plazenta zu derartigen Leistungen reichen. Das Exsudat müßte aus den Zottenkapillaren (d. h. vom Feten), die histiogene Komponente aus dem Zottenstroma kommen.

Was die Zellbeteiligung bei einem derartigen Vorgang anlangt, so muß die Fähigkeit des Embryos und des Feten berücksichtigt werden, aus multipotenten Mesenchymzellen Blutzellen auch außerhalb der klassischen Blutbildungsorgane wie Leber, Milz und Knochenmark bis zum Geburtstermin hin zu entwickeln. Diese Potenz besteht auch in der Plazenta. Sie wird augenfällig genutzt bei Anämisierungsprozessen im Fetus, ausgelöst durch Blutfaktorenunverträglichkeit oder wenn durch toxische oder infektiöse Schäden der Blutzellbestand einer forcierten Erneuerung bedarf. Die Blutbildung beginnt in der 2.—3. Embryonalwoche im Zottenmesoblasten. Gefäßendothel bildet ein Kapillarrohr und liefert Zellen in das Lumen, die zu Erythroblasten und Leukoblasten werden. Einige Wochen später erfolgt dann die Blutzellbildung nicht mehr im Lumen, sondern außen an der Kapillarwand. Das Zottenmesenchym differenziert aber weiterhin auch Angioblasten für die Kapillarbildung, Perizyten an der Kapillarwand und Histiozyten, z. B. die HOFBAUER-Zellen. Auch kommt es zur Ausbildung von Fibroblasten, die schließlich zu Fibrozyten werden und die Kollagenfaserbildung übernehmen.

Die Potenz zur Bildung aller dieser Zellen bleibt bis zum Geburtstermin in der Plazenta erhalten und kann aktiviert werden. Nur die Bildung von Granulozyten und Erythroblasten wird in die fetalen Blutbildungsorgane, Knochenmark, Leber, Milz verlagert. Diese Zellen stehen dann für eine evtl. Abwehr im zirkulierenden fetalen Blut zur Verfügung. Lymphozyten und auch Plasmazellen werden im Zottenstroma der normalen Plazenta bis zum Termin nicht beobachtet. Für Plasmazellen im Besonderen gilt, daß sie normalerweise erst im Neugeborenen 6 Wochen nach der Entbindung auftreten. Damit in Korrelation steht die Fähigkeit zur Immunkörperbildung.

Wie nun sieht im Speziellen ein entzündliches Abwehrgeschehen aus:

Bei der *Listeriose,* die durch Infektion mit der hochvirulenten Listeria monocytogenes bedingt ist und die meist mit Kindstod endet, ist das Entzündungsbild der Plazenta ausgezeichnet durch eine schwere Alteration der Zotten.

Erreger, versilberbar, findet man intra- und intervillös. Im Zottenstroma liegt Histiozytenvermehrung vor, meist in Gefäßnähe. Obwohl die Listeriose nicht besonders zur granulozytären Abwehr befähigt ist, zeigt das plazentare Geschehen eine ganz erhebliche leukozytäre Reaktion. Die Eiterzellen liegen primär in dichter Packung intervillös an der Oberfläche der Zotten. Sie brechen stellenweise das Syncytium auf und unterminieren diese Schicht, so daß die Basalmembran deutlich sichtbar wird. Auch diese Membran wird an einigen Stellen von Granulozyten durchwandert, die auf das Zottenstroma übergehen. Es ist sonach hier eine mütterliche entzündliche Zusatzreaktion als Abwehrgeschehen im Gange. Der Abwehrprozeß wird sowohl von der fetalen Plazenta wie vom mütterlichen Intervillosum bestritten. Es liegt ein *kombiniertes Abwehrgeschehen* vor.

Ein ähnliches Geschehen kombinierter Abwehr vollzieht sich auch bei *Koliinfektion der Plazenta* nach Pyelitis der Mutter. Auch hier erfolgt Übertritt mütterlicher Eiterzellen aus dem Intervillosum in die Chorionzotten, die sich vornehmlich durch Zirkulationsstörungen, Fibrozyten- und HOFBAUERzellaktivierung am Prozeß beteiligen. Es können Zotten dabei nektorisch werden und Zottengefäße der Thrombosierung anheimfallen.

In dem Zusammenhang wurde bei Pyelonephritis der Mutter noch eine *Abwehrreaktion bislang noch unbekannter Art* beobachtet. Die Plazenta war von multiplen hirsekorn- bis erbsgroßen hellen Knoten von unterschiedlich histologischem Aufbau durchsetzt.

Die kleinsten Herde wurden von einigen wenigen Zotten gebildet, deren Syncytium fleckweise zerstört und verschwunden war unter Ausbildung einer Fibrinoidschicht. Durch Fibrinthromben im Intervillosum waren die Zotten verlötet. Entzündungszellen waren nur vereinzelt vorhanden. Im wesentlichen wohl eine rein toxische Epithelnekrose mit sekundär intervillöser Fibrinthrombose.

Einige Kleinherde zeigten Eiterzellen im Intervillosum, Zottenepithelnekrosen, Leukopenetration unter das Syncytium, Dissoziation der subsyncytialen Zone, Infiltration der Zottenstromas mit mütterlichen Leukozyten, Zottentotalnekrosen, Einschmelzung und Mikroabszeß. Ergo: Zottenzerstörung vom Intervillosum aus.

In einigen Knoten sind ausgedehnte bandförmige Nekrosen im Syncytium von End- und Stammzotten entwickelt mit kernfreiem Fibrinoidsaum als Residuum, wobei sich Fibrinoid straßenförmig in das Zottenstroma fortsetzt, ohne daß es zu Zellbeteiligung kommt.

Besonders interessant waren schließlich *Herde mit plasmoidzelliger Sonderreaktion.* Im Intervillosum der Herde lagen Haufen mütterlicher Leukozyten mit Einbruch in Zotten durch Fisuren im Syncytium. Zahlreich waren disseminierte Nekrosen im Trophoblasten mit lokaler Fibrinfällung im Intervillosum. Typisch war die Bildung eines sichelförmigen subsyncytialen Raumes im Zottenstroma durch Abhebung des Chorionepithels (Abb. 7). Er war ausgefüllt mit großen, protoplasmareichen, rund- bis ovoidkernigen, teils verbandbildenden und an einigen Stellen dem Syncytium adaptierten Zellen, die an atypische unausgereifte Plasmazellen denken ließen (Abb. 8). Nach dem Zotteninneren hin waren stellenweise Granulozyten beigemischt, obwohl keine Leukopenetration aus den Zottengefäßen feststellbar war. Die Granulozyten stammten wohl vorwiegend von der Mutter. Plasmocytoide Zellen kamen intervillös nicht vor. Sie sind mit großer Wahrscheinlichkeit ortsständig im Zottenstroma gebildet worden, also wohl kindlicher Herkunft (s. a. Cytomegalie). Der hier beobachtete Endzündungsprozeß entspricht durch seinen Herdaufbau wiederum einer maternofetalen Kombinationsabwehr. Eine antigenbildende Komponente von seiten des Feten ist wahrscheinlich.

Daß es bei Beteiligung der Mutter am fetoplazentaren Entzündungsprozeß — wie im eigenen Untersuchungsgut mehrfach beobachtet — zur Invasion mütterlicher Granulozyten in das Zottenstroma kommt, wurde mittlerweile auch von DEMPSEY elektronenoptisch nachgewiesen. Darüber hinaus konnten RIGBY u. Mitarb. den Übertritt markierter mütterlicher Granulocyten in das kindliche Blut feststellen.

Als interessante Abwehrkombination spielt auch die *Chorio-Amnionitis* eine Rolle. Relativ häufig bei gestörtem Geburtsablauf wird eine eiterzellige Infiltration der Plazentadeckplatte wie auch der Eihäute beobachtet. Dabei ist festzustellen, daß ein Teil der Infiltratzellen vom Intervillosum der Deckplattenbasis aus durch Wanderung in Richtung auf die Amnionschicht vordringen und in das Fruchtwasser gelangen. Andererseits ist sinnfällig, daß auch aus den fetalen Deckplattengefäßen Granulozyten auswandern, die sich vorher randständig an der der Eihöhle zugewandten Seite angesammelt haben. Nur amnionwärts wandern hier Granulozyten aus. Granulozyten im Fruchtwasser können daher sowohl kindlicher wie mütterlicher Herkunft sein.

Auch an der Nabelschnur ist übrigens eindeutig festzustellen, daß die Granulozytenauswanderung aus den Gefäßen immer nach der amnionalen Oberfläche hin erfolgt. Hier sind mütterliche Leukozyten am Entzündungsgeschehen nicht beteiligt.

Auf welchen Reiz hin dieser Amniotropismus der Granulozyten verschiedener Herkunft erfolgt, ist immer noch umstritten.

Eine Reaktionsform besonderer Eigenart und Bedeutung zeigt die Plazenta bei der Infektion mit Speicheldrüsenvirus, der *Cytomegalie*. Der Prozeß wird von der Mutter her übertragen. Wie der Übergang auf die Zotte erfolgt, ist nicht geklärt. Virusbefall der Zellen führt zu erheblicher Kern- und Protoplasmavergrößerung, daher der Name. Solche cytomegale Zellen werden in der Plazenta nur extrem selten angetroffen, wohl aber sind charakteristische Veränderungen im Zottenstroma vorhanden, die wir als typisch schon 1956 bei einem einschlägigen Fall und bei allen weiteren Beobachtungen nachweisen konnten. Es handelt sich dabei um dichte rundzellige Infiltrate, zumeist herdförmig randständig, z. T. auch diffus in Stammzotten und einzelnen Terminalzotten, meist kombiniert mit lokaler Kapillarneubildung (Abb. 9). Die Infiltratzellen sind typische Plasmazellen. Beigemischt sind einige Lymphozyten. Letztere liegen gelegentlich auch in der Wand einiger Stammzottengefäße, wobei die Endothelschicht dissoziiert ist.

Vereinzelt kommen winzige intravillöse Herde mit Nekrobiosen, Kernschutt und Schaumzellen vor. Typische lipoidspeichernde Schaumzellen in Strängen und Nestern werden ferner auch im Stroma von Haftzotten angetroffen, die fast keinen Kontakt mehr zum Intervillosum haben (Abb. 10). Vielleicht ist die örtliche Bradytrophie hier Ursache der Lipoidhortung. Lipoidspeicherung wurde bei keinem anderen Plazentaprozeß angetroffen.

Sonstige Strukturbesonderheiten sind nicht pathognomonisch. Ziemlich regelmäßig kommen einzelne übergroße Endzotten vor, die spongiosiert und retikuliert sind und meist reichlich Hofbauer-Zellen enthalten. Immerhin zeigte die Hauptmasse der Zotten bei Frühgeborenen praemature Konfiguration mit weiten Zottengefäßen.

Was die Plasmazellen anlangt, so stammen sie sicherlich nicht von der Mutter und nicht aus dem kindlichen Blut. Sie müssen aus Zottenstromazellen differenziert worden sein. Dem Geschehen kommt insofern besondere Bedeutung zu, als Plasmazellen normalerweise erst 6 Wochen nach der Geburt vom reifen Kind differenziert werden. Wir fanden sie bereits bei einer $8^1/_2$ Monate alten Frühgeburt mit Zytomegalie. Hier ist also ein Immunisierungsprozeß vorzeitig in Gang gesetzt worden, der zweifellos mit einer Immunkörperbildung zu tun hatte. Das beweist, daß der spätfetale Organismus unter Zwangsbedingungen befähigt werden kann, selbständig Immunkörper durch Plasmazellen zu produzieren, und daß somit schlummernde Potenzen vorfristig geweckt werden können.

Ähnliche Veränderungen in der Plazenta wie bei Cytomegalie sollen nach Blanc auch bei Windpocken und Herpessimplex-Infektion vorkommen. Bei Herpes-Infektion wurden nekrotisierende Kapillarveränderungen in den Zotten nachgewiesen mit lokaler Ödembildung und eosinophilem Kerneinschluß, der als Viruseinschluß deklariert wurde. Virus wurde auch mit Immunofluoreszenzfärbung dargestellt. Für Virusinfektion kennzeichnend war auch eine nachweisbare plasmazelluläre Reaktion in einigen Bereichen. Man darf daher schlußfolgern, daß allgemein für Virusinfektionen in der Plazenta die Neigung zu nekrotisierenden Kapillar- und Gewebsveränderungen, die Tendenz zu kleinen Nekrobiosen und zur lokalen Bildung von Plasmazellen charakteristisch ist.

Was die Veränderungen in der Plazenta bei der konnatalen *Tuberkulose* betrifft, so soll hier nur auf die Prozesse eingegangen werden, die als foetal-plazentare Reaktionen zu gelten haben. Die konnatale Tuberkulose hat infolge der anergischen Reaktionslage des kindlichen Organismus die übelste Prognose der tuberkulösen Erkrankung überhaupt. Sie spielt glücklicherweise keine nennenswerte Rolle mehr. Noch vor 15 Jahren etwa und davor konnten wir eine Reihe dieser Fälle beobachten. Die plazentaren Veränderungen sind von Fall zu Fall graduell unterschiedlich und im allgemeinen überraschend geringfügig, aber doch auf ihre Art recht charakteristisch. Es zeigt sich nämlich, daß bei Bakterienbesiedlung, die vom Intervillosum aus erfolgen muß, bei generalisierter foetaler Tuberkulose aber auch als hämatogene Streuung über die Chorionzottenkapillaren erfolgen kann, eine der Tuberkulose durchaus adäquate Gewebsreaktion in den Chorionzotten erfolgt. Es kommt nämlich — besonders bei der hämatogen generalisierten Fetaltuberkulose — zu knötchenförmigen Zellansammlungen im Zottenstroma, wobei Zottenkapillaren verschwinden und die Zellen eine Tendenz zur geschlossenen Zellagerung, also nach Art eines epithelialen Verbandes einnehmen (Abb. 11).

Als Besonderheit der Plazentatuberkulose kann gelten, daß sie vornehmlich in Stammzotten und großen Terminalzotten lokalisiert ist (ähnlich der Zytomegalie). Es vollzieht sich eine Stromazellproliferation mit Umwandlung in Epitheloidzellen. Besonders stark ist dies in der Zottenperipherie entwickelt, wobei eine Pallisadenstellung erfolgt (Abb. 12). Im Kernwall kommen auch typische LANGHANSsche Riesenzellen vor. Stellenweise sind miliare Knötchen mit Epitheloidzellwall und nekrotischem Zentrum vorhanden, das Kernschutt und Reste zerstörter Zottengefäße aufweisen kann. Die Epitheloidzellsäume reichen meist bis unter das Syncytium. Dieses kann stellenweise defekt sein. Es kann auch Proliferationsstrukturen zeigen. Mehrfach kommen Blutungen im Zottenstroma zwischen Tuberkelrand und Synzytium vor, zumeist bei zentraler Knötchennekrose. Zottenblutungen konnten bei keiner anderen Entzündung beobachtet werden.

Der Nachweis von Tuberkelbakterien in den Zellherden gelingt nur selten. Nur im Lumineszenzverfahren mit Auramin können spärlich Granula und Stäbchenfragmente festgestellt werden. Warum dies so ist und ob vielleicht eine Antikörperbeeinflussung vom mütterlichen Intervillosum aus das örtliche Abwehrgeschehen steuert, ist unbekannt.

Jedenfalls kann aufgezeigt werden, daß das Zottenstroma tatsächlich zu einer epitheloidzelligen Reaktion bei Tuberkulose befähigt ist.

Neuerdings ist von KELEMEN u. Mitarb. übrigens ein Fall beschrieben worden, bei dem ebenfalls epitheloidzellige Knötchen auftraten und wobei die Mutter eine sogenannte *Sarkoidose* hatte, einen Morbus BOECK, dem gewisse Beziehungen zur Tuberkulose nachgesagt werden. Die Sarkoidose ist besonders charakterisiert durch Auftreten miliarer epitheloidzelliger Knötchen, die im gesamten Organismus, besonders aber in der Lunge und in der Leber vorkommen, bislang allerdings nur beim Erwachsenen.

Was schließlich die plazentaren Veränderungen bei der konnatalen *Syphilis* anlangt, die bekanntlich bei florider Lues der Mutter nicht vor dem 6. Monat auf das Kind übertragen wird, wobei aber beim unbehandelten Kind sich eine generalisierte Spirochätosis ungeheueren Ausmaßes entwickelt, so daß in allen Organen mit Leichtigkeit enorme Massen von Spirochäten darzustellen sind, bleibt merkwürdig, daß in der Plazenta so gut wie niemals Spirochäten aufgefunden werden. Es liegt die Vermutung nahe, daß mütterliche Antikörper auf die Plazenta übergehen und wahrscheinlich das Haften von Spirochäten dadurch unterbinden. Außer unspezifischen Anpassungszeichen der Zotten, ausgelöst durch die Anämisierung des Foeten infolge der Spirochätose, gelegentlichem Zottenödem und vermehrten Hofbauer-Zellen sowie kleinen Blutbildungsherden im Zottenstroma sind nur geringe, mehr oder weniger charakteristische Zottenveränderungen festzustellen. Es handelt sich um entzündliche Veränderungen der Stammzottengefäße und Zottengefäße, z. T. mit lockerer Gefäßobliteration. Auch kommt es in solchen Bereichen zu einer Wucherung von Stromafibroblasten und Auftreten von lymphozytoiden und histiozytären Zellen, so daß ein unruhiger, unsauberer Umbau des Zottenstromas resultiert. An Gefäßen der Deckplatte können perivaskulär entzündliche, vornehmlich rundzellige Infiltrate auftreten. (Gelegentlich sind auch Gefäße der Basalplatte verändert mit Zeichen der Thrombarteriitis und stärkeren perivaskulären Rundzellinfiltraten.)

Bei der *Toxoplasmose*-Erkrankung handelt es sich um eine Infektion mit Toxoplasma gondii, einem sichelkeimartigen Gebilde. Befallen sind in unseren Breiten besonders Katzen und Hunde, von denen aus eine Übertragung auf den Menschen erfolgt. Schwangere Frauen sind anscheinend besonders empfänglich.

Die Übertragung auf den Feten erfolgt diaplazentar und führt beim Kind zu schwersten Gehirnschäden.

Die Plazentaveränderungen sind nicht gerade pathognomonisch. Das Organ ist stark ödematös, schwammartig, blaß und anämisch.

Die Zotten zeigen sekundäre Reifungsstörungen und Anpassungsstrukturen an den anämisierenden Kindesschaden mit Ödemzotten, atavistischen, retikulierten und Hofbauer-Zellzotten. Spärlich kommen winzige granulozytäre Zotteninfiltrate und gelegentlich auch kleine Rundzellgruppen vor. Auch werden kleine Zottennekrosen beobachtet.

Der Erregernachweis ist sehr mühsam und gelingt nur selten. Es war seit Veröffentlichung der Paidopathologie mehrmals gelungen, Erreger in der Plazenta nachzuweisen. Im Zottenstroma konnten von mir einige besonders große Erregerzysten ermittelt werden und von Fr. Dr. Röse relativ häufig Erregerzysten als Einschlüsse in Epithelzellen des Amnion. Ferner lagen nicht selten Zysten im Amnionstroma vor, die zumeist degenerativ verändert waren.

Es empfiehlt sich daher, bei Toxoplasmoseverdacht die Eihäute auf Erregerzysten besonders sorgfältig zu untersuchen.

Merkwürdig und doch typisch ist, daß bei dem Nachweis von Erregerzysten (freie Erregeraussaaten, wie etwa bei floriden Fällen im Gehirn, wurden niemals beobachtet) die Zystenumgebung sowohl im Zottengebiet als auch an den Eihäuten vollständig reaktionslos verbleibt.

Die befallene Zotte ist allerdings zumeist vergrößert, ödematös und von HOFBAUERzellen durchsetzt. Es dürfte sich bei den nachweisbaren Zysten um inaktive Dauerzysten oder schon um Degenerationsformen handeln.

Als Resumé der Erörterungen über das Abwehrvermögen der Plazenta bei Infektionen darf man feststellen, daß die Chorionzotte als kleiner Gewebsverband über gewisse Möglichkeiten der zellulären und geweblichen Abwehr bei örtlichen Entzündungsherden verfügt, wobei dem Kontakt zum mütterlichen wie zum kindlichen Kreislauf besondere Bedeutung zukommt und gelegentlich eine maternofetale Abwehrkombination zu verzeichnen ist.

Die skizzierten Untersuchungen sind nun nicht aus einem anatomischen Spieltrieb durchgeführt worden, sondern auf der Suche nach Zusammenhängen mit Störungen im Schwangerschaftsverlauf, mit Frühgeburtlichkeit, Gedeihstörungen, fetaler intrauteriner Dystrophie, mit phänokopischen Mißbildungen, angeborenen Ikterusformen sowie intrauterinen embryonalen oder prae- und perinatalen Infektionen der Feten. Zugegeben, daß nach der Geburt des Kindes und der Plazenta durch eingehende pathologisch-anatomische Untersuchungen der Plazenta wichtige pathogenetische Zusammenhänge geklärt werden konnten, so dürfte der betreuende Geburtshelfer noch stärker daran interessiert sein, schon während des Schwangerschaftsverlaufes Hinweise auf abartige Plazentabefunde zu erlangen, um evtl. prophylaktische Maßnahmen durchführen zu können.

In der Tat bietet sich in neuerer Zeit ein diagnostischer Weg an, der bei Leber- und Nierenerkrankungen fast schon zum Routineverfahren gehört, nämlich die Biopsie der Plazenta. Es liegen bereits ausreichende Erfahrungen vor, die dazu berechtigen, den Eingriff an der Schwangeren als ungefährlich zu betrachten. Hinzu kommt, daß die Lage der Plazenta szintigraphisch mittels radioaktiven Indiums nach HEEP u. Mitarb. genau bestimmt werden kann. Für die Gewebsentnahme kommt natürlich nur die Plazenta an der Vorderwand des Uterus in Frage. ALVAREZ hat 120 Fälle untersucht und war bei 75% erfolgreich. Die Gefahr von Blutungen besteht praktisch nicht. Problematisch, weil gedanklich möglich, bleibt eine evtl. Immunisierung der Mutter durch kindliche Erythrozyten, was bislang noch nicht objektiviert werden konnte.

Bei der Biopsie werden Zottenpartikel von nur 20 mg Einzelgewicht gewonnen, die phasenkontrastmikroskopisch oder lichtmikroskopisch nach Zentrifugieren und Einbetten in Serienschnitten untersucht werden können. Für solche diagnostische Ermittlungen gewinnen die bislang erfaßten pathologischen Zottenstrukturen aus Untersuchungen postnataler Plazenten große Bedeutung, weil sie hier Aussagen über den Zustand der vitalen Plazenta bei bestehender Schwangerschaft ermöglichen. Solche Veränderungen sind bekannt und ich darf sie nochmals erwähnen: Die unzeitgemäß differenzierte Zotte, die Ödemzotte mit und ohne Stromakolliquation, die retikulierte Zotte mit HB-Zellen, die Zotte mit gesteigerter syncytialer Knospung, die traubenartige Riesenzotte mit dichtem Mikrozottenbesatz als Ausdruck extremer Proliferationsbereitschaft, die mesenchymaktivierte Zotte mit Fibroblastenvermehrung, die gefäßlose, die untervaskularisierte, die übervaskularisierte und die chorangiomatöse Zotte, die reife Zotte, die überreife Zotte mit Bildung neuer Gefäße in der Zottenperipherie, die membrangeschädigte Zotte mit herdförmiger Verkalkung, die Zotte mit Blutbildungsherden, mit Blutungen, mit Kernschuttnekrosen, mit Plasmazellen, mit Granulomen, mit Schaumzellen, mit Stromatuberkeln und LANGHANSschen Riesenzellen, mit subsyncytialen Herden aus Eiterzellen oder plasmocytoiden Rundzellen in Spalträumen, Zotten mit Stromaverdichtung und Kollagenisierung, Geisterzotten in Infarkten, Zotten mit Listerien, Toxoplasmosezysten oder Einschlußkörpern bei Virusinfekten.

Da wir wissen, wobei solche Zottentypen bevorzugt auftreten, können wichtige Vermutungsdiagnosen gestellt werden, die drohende Schädigungen entlarven und evtl. eine wirksame Therapie ermöglichen.

Es kommt hinzu, daß bioptisch gewonnenes Plazentagewebe auch für Gewebezüchtung und zytogenetische Untersuchungen, zum Bakterien- und Virusnachweis, für Immunofluoreszenzverfahren, elektronenmikroskopische Untersuchungen und enzymatische wie immunhistologische Verfahren geeignet ist.

Durch Einbeziehung derartiger Methoden könnte die diagnostische Ausbeute bioptischen Untersuchungsgutes wesentlich vergrößert werden.

Vor allem bedarf es der weiteren Erforschung der biologischen Leistungspotenzen der verschiedenen Areale des Syncytiotrophoblasten an Zotten mit unzeitgemäßen Strukturanomalien, wie sie als Differenzierungsstörung, Leistungsanpassung, Anpassungsstörung und als Folge toxischer oder mikrobieller Einwirkungen in pathologischen Plazenten vorkommen. Erst mit solchen Kenntnissen wird es voraussichtlich möglich werden, detailliertere Aussagen über kausale Zusammenhänge bei verschiedenen Gedeihstörungen von Feten und bei gewissen Anomalien im Schwangerschaftsverlauf zu machen.

(Dokumentation durch zahlreiche Farbdiapositive mikroskopischer Befunderhebungen.)

LITERATUR

ADAMSONS, K.: Diagnosis and Treatment of fetal Disorders. Springer-Verlag Berlin—Heidelberg—New York 1968

ALVAREZ, H.: Placental Biopsie. Diagnosis and Treatment of fetal Disorders. Springer-Verlag Berlin (1968) S. 50

BECKER: Fortschr. Med. **87** (1969) 132

BLANC, W. A.: Future of Antepartum Morphologic Studies. Diagnosis and Treatment of fetal Disorders. Springer-Verlag Berlin (1968) S. 15

BURGOS, M. H., E. M. RODRIGUEZ: Amer. J. Obstetr. Gynec. **96** (1966) 342

DASHKEVICH, O. V.: Arch. Path. (Mosk.) **26**, Nr. 4 (1964) 71

DEMPSEY, E. W., R. A. LESSEY, S. A. LUSE: Amer. J. Anat. **128**, S. 463

EMMRICH, P., und E. GÖDEL: Zbl. allg. Path., **116** (1972) 56—63

EMMRICH, P., und G. MÜLLER: Zbl. allg. Path., **118** (1974) 504

EMMRICH, P.: Ergebnisse der experiment. Med. 4.—60. (1971). VEB Verl. Volk u. Gesundheit Berlin

ESSBACH, H.: Paidopathologie. Thiemeverlag Leipzig (1961)

ESSBACH, H.: Zur Pathologie der Perinatalperiode. Ergebnisse der experimentellen Medizin Bd. **4**, 11—30. VEB Verlag Volk und Gesundheit Berlin (1971)

ESSBACH, H.: Plazenta und Eihäute. Symposium **1964**. VEB Verlag Gustav Fischer, Jena 1966

FOX, H., N. F. KHARKONGOR: J. Obstetr. Gynec. Brit. Commonwealth. N., **918**, S. 76

FREESE, U. E.: Amer. J. Obstetr. Gynec. (1966), S. 354

GINSBURG, J.: Ann. Rev. Pharmacol. **11** (1971) 387—408

GLIENKE, W., W. KRÖNICHER, A. M. MULTIER LAJOUS, R. HERBST: Perinat. Medizin. III (1972) 643. Georg-Thieme-Verlag Stuttgart

HERBST, R., M. A. MULTIER und W. KRÖNICHER: Zbl. allg. Path. **114**, S. 598, R. 72

HERTIG: The Placenta and fetal Membranes. Claude A. Villee. Verlag Williams a. Wilkins Baltimore (1960)

HÖRMANN, G.: Monatsschr. f. Kinderheilkd. **115** (1967) 127

KAUFMANN, P., T. H. SCHIEBLER, C. CIOBOTARU und J. STARK: Histochemistry (Berl.) **40** (1974) 191—207

KELEMEN, J. T., und L. MANDI: Zbl. allg. Path. **112** (1969) 18

KEMNITZ, P.: Elektronenmikroskopie der Plazenta. Habilitationsschrift 1970, Med. Akademie Magdeburg

KEMNITZ, P.: Zbl. allg. Path. **113** (1970) 71—76

KLOOS, K., und M. VOGEL: Virchows Arch. path. Anat. **343** (1968) 245

LEIBL, W., D. KERJASCHKI, A. TOCKENSCHAUB und H. HÖRANDER: Wien. med. Wschr. **125** (1975) 144–153

LUDWIG, H.: Perinat. Medizin III, 237 (1972)

MATTHIES, H.: Ergebnisse der experimentellen Medizin 4 (1971) 44. VEB Verl. Volk u. Gesundheit Berlin

OKUDAIRA, Y., K. HIROTA, S. COHEN, L. STRAUSS: Lab. Invest. **15** (1966) 910

PANIGEL, M., H. NGUYEN: Extrait de Pathologie – Biologie **12** (1964) 927–940

PHILIPPE, E., J. RITTER, J. M. DEHALLEUX, R. RENAUD, R. GANDAR: Gyn. Obst. (Paris) T. 67, I (1968) 97–118

POTTER, E. L.: Pathology of the Fetus and the Infant. Yearbook Medical Publishers. INC, Chicago 1961

RIGBY, P. S., Th. A. HANSON, R. S. SMITH: New. Engl. J. Med. **271** (1964) 124

RÖSE, I.: Zbl. allg. Path. **112** (1969) 523–539

SCHIEBLER, T. H.: Perinatale Medizin III (1972) 641. Georg-Thieme-Verlag Stuttgart

SCHUMANN, R.: Perinatale Medizin III (1972) 649. Georg-Thieme-Verlag Stuttgart

VAČEK, Z.: Anatom. Anz. **140** (1976) 387

VILLEE, C. A.: The Placenta and fetal Membranes. Verlag The Williams a. Wilkins Company (1960). Association for the Aid of Crippled Children, New York 17, N. Y

VOGEL, M.: Virchows Arch. path. Anat. **343** (1967) 51–63

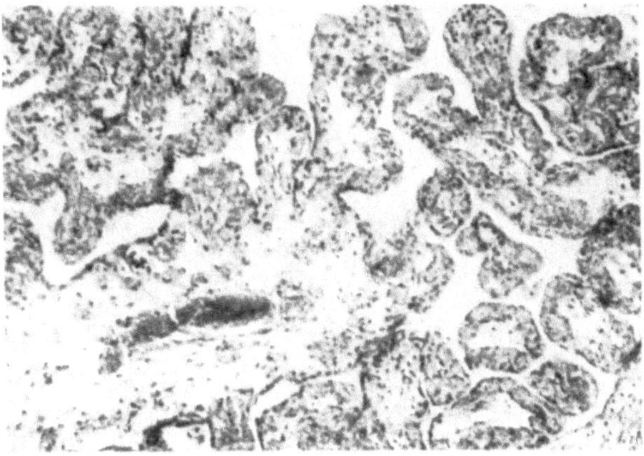

Abb. 1. Resorptionszotten mit maximaler Kapillarisation auch der Stammzottenperipherie und mit extremer Hyperämie. Vergr. 150×.

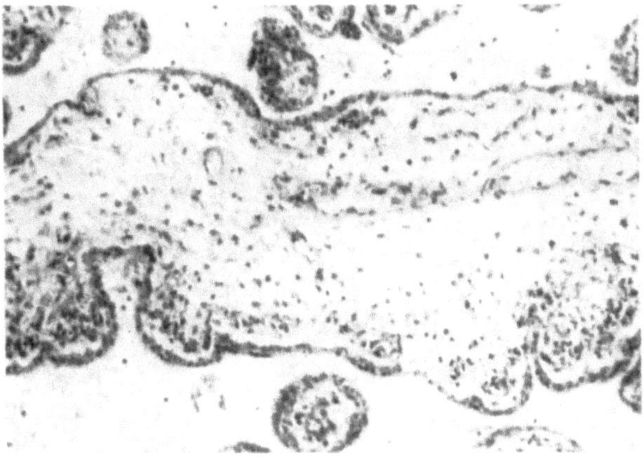

Abb. 2. Stammzotte mit retikuliertem, leicht ödematösem Stroma und einigen HOFBAUER-Zellen. Ausgedehnte subsyncytiale Kapillarneubildung in unterer Zottenrandzone. Vergr. 120×.

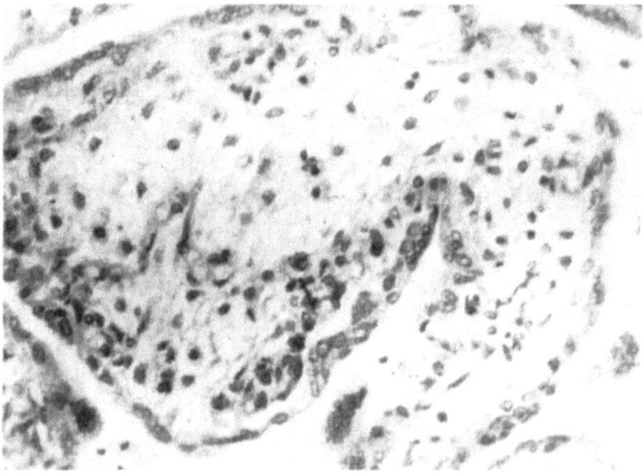

Abb. 3. Atavistische Makrozotte mit unregelmäßigem Syncytium, mit Ausbildung von LANGHANS-Zellen (Mitte re.), mit randständiger Kapillarproliferation, mit Stromaaktivierung und HOFBAUER-Zellen. Syncytiale Kernknospen mit Abschnürung. Vergr. 220×.

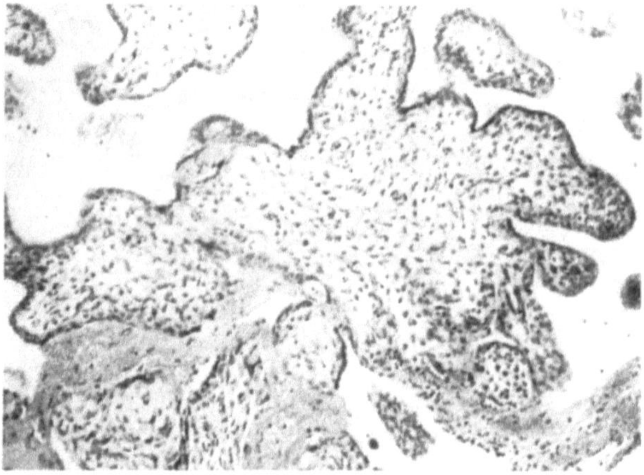

Abb. 4. Verzweigte Riesenzotte mit Stromaaktivierung, Fibrocytenvermehrung, Kollagenisierungsneigung und wenigen engen, zentral gelagerten Kapillaren. Vergr. 100×.

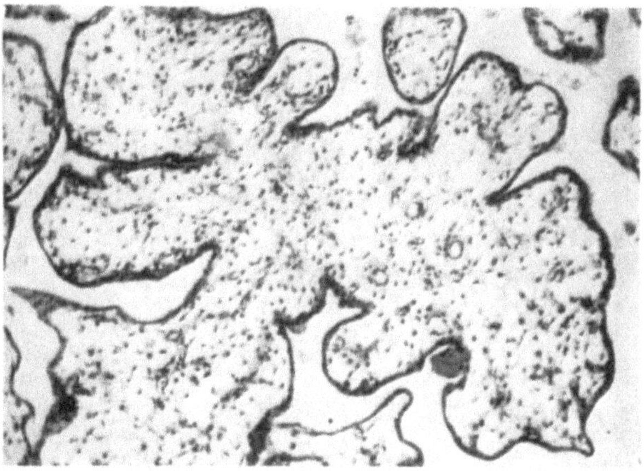

Abb. 5. Plumpverzweigte Riesenresorptionszotte, „Wurzelstockzotte". Lockeres Zottenstroma mit Ödem. Reichlich insuffiziente Kapillaren, vorwiegend zentral, nicht peripher gelagert. Einige HOFBAUER-Zellen. Dürftiges Syncytium. Insuffiziente Zotte! Vergr. 80×.

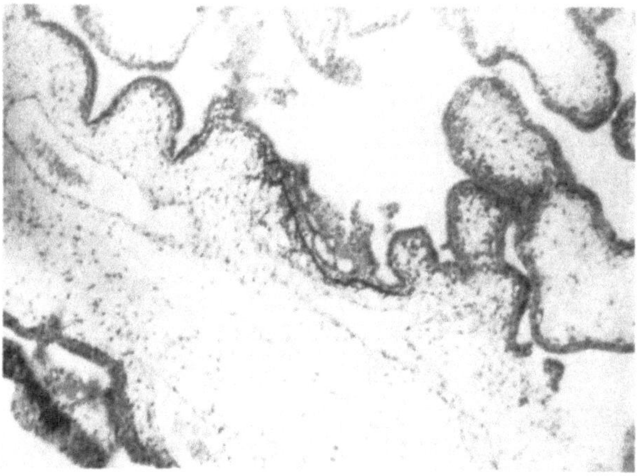

Abb. 6. Zottenmembranverkalkung. Stamm- u. Resorptionszotten mit multiplen disseminierten Degenerationsherden im Syncytium (Mitte) mit Verkalkung der Basalmembran, feinsträhnig des anliegenden Zottenstromas. Hier Stammzottenherd. Degeneration einiger Stromazellen im Schadensbereich ohne Abwehrreaktion. Betroffene Epithelzone meist zottig-fackelartig verdickt, teils hyalinisiert, mit Kernschutt, aber auch mit Restkernen. Dem Kalksaum aufgelagert kommen helle, gut begrenzte LANGHANS-Zellen vor. Am Nekrobioserand treten syncytiale Proliferationsstrukturen auf. Es bestehen daher sowohl Degenerations- als auch Proliferationsphänomene nebeneinander. Vergr. 150×.

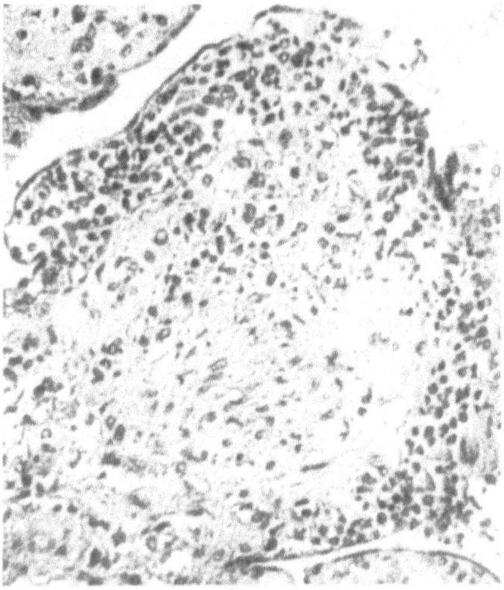

Abb. 7. Plazentitis bei Pyelonephritis der Mutter. Zotte mit Epithelbreschen und Nekrobiosen. Sichelförmiger Raum subsyncytial, fast ausschließlich mit protoplasmareichen Rundkernzellen ausgefüllt. Vergr. 150×.

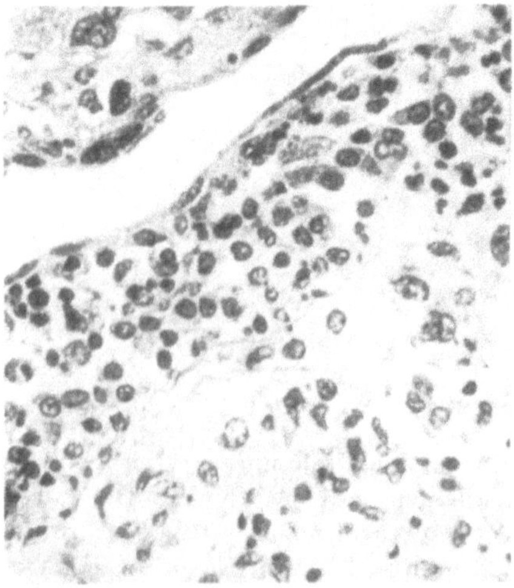

Abb. 8. Vergr. aus Abb. 7. Zottenrandzone. Subsyncytialer Spaltraum gefüllt mit plasmocytoiden, leicht polygonalen Rundkernzellen, z. T. mit Randspeichenkern (oben re.). Keine Leukodiapedese aus Stromakapillaren. Subsyncytial einige Granulocyten mütterlicher Herkunft. Vergr. 314×.

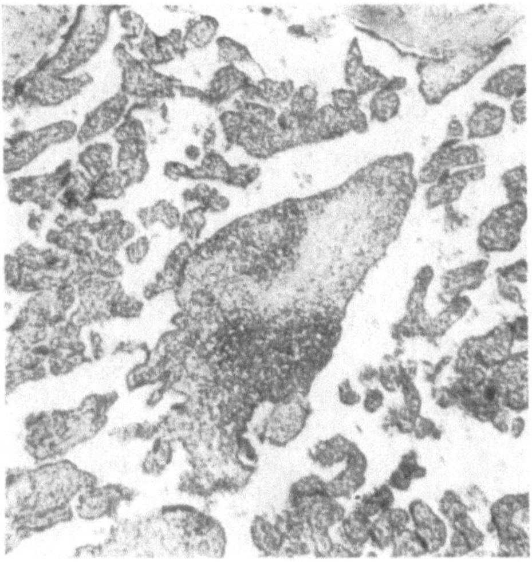

Abb. 9. Zytomegalie. Stammzotte mit zwei kompakten Rundzellherden aus fetalen Plasmazellen. Vergr. 50×.

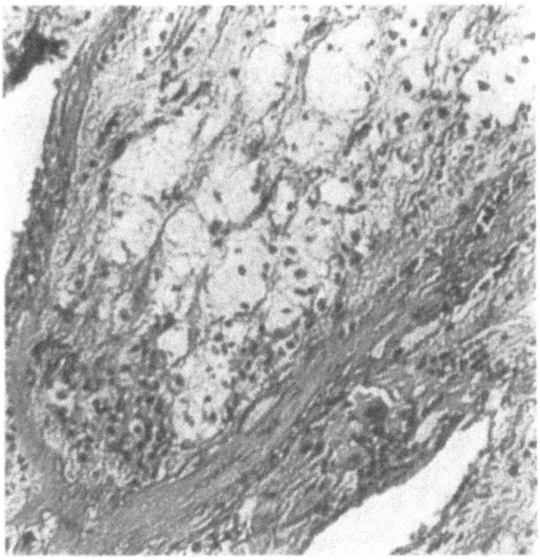

Abb. 10. Zytomegalie. Haftzotte mit lipoidspeichernden, semmelzeilenartig gruppierten Schaumzellnestern. An der Herdspitze Rundzellgruppe. Kleine Gruppe von Deciduazellen rechts unten über dem Deciduagefäß. Vergr. 314×.

TAFEL VI

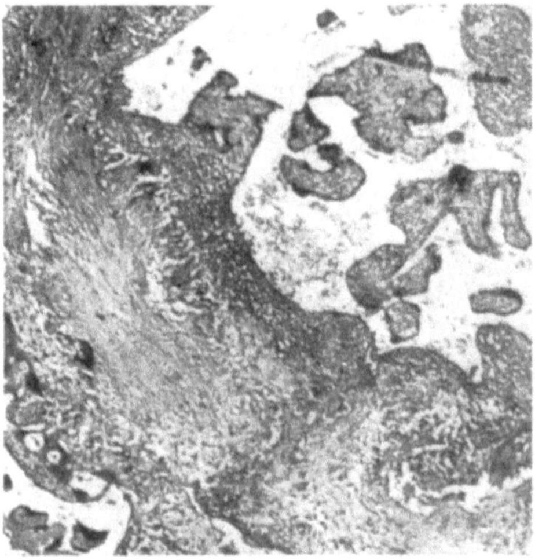

Abb. 11. Tuberkulose. Stammzotte mit miliarem Tuberkel (Mitte li.). Zentral trockene Nekrose. Saum aus Epitheloid- und Riesenzellen am Tuberkelrand rechts innen oben. Nach innen davon dunkle Blutungszone mit Zottenepithelverlust. Vergr. 70×.

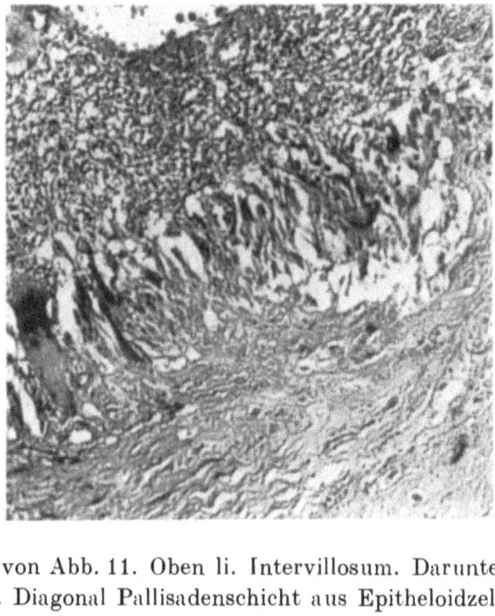

Abb. 12. Ausschnitt von Abb. 11. Oben li. Intervillosum. Darunter Zone aus Zottenstroma und Blutung. Diagonal Pallisadenschicht aus Epitheloidzellen mit LANGHANSscher Riesenzelle. Rechts unten Stroma mit Nekrose. Vergr. 314.

Heft 4 Prof. Dr. med. ROLF EMMRICH, Hochdruck und Hyperlipidämie (Hypercholesterinämie) als Risikofaktoren für die Entstehung der Arteriosklerosen
1971. 23 Seiten – 10 Abbildungen – 4 Tabellen – 8° – M 3,90

Heft 5 Prof. Dr. HANS DRISCHEL, Biologische Rhythmen
1972. 57 Seiten – 31 Abbildungen – 1 Tabelle – 8° – M 6,60

Heft 6 Prof. Dr.-Ing. Dr. h. c. KURT SCHWABE, Konzentrierte Elektrolytlösungen – Thermodynamische und kinetische Eigenschaften 1972. 49 Seiten – 27 Abbildungen – 2 Tabellen – 8° – M 7,50

Heft 7 Prof Dr WOLFGANG TUTSCHKE, Konstruktion von globalen Lösungen mit vorgeschriebenen Singularitäten bei partiellen komplexen Differentialgleichungssystemen 1972. 24 Seiten – 8° – M 4,50

Band 110

Heft 1 Prof. Dr. h. c. PAUL GÖRLICH, Über die Laser und ihre Anwendung
1972. 24 Seiten – 8° – M 2,30

Heft 2 Prof. Dr. HASSO ESSBACH, Zum Problem der Tumoren im Kindesalter
1972. 24 Seiten – 11 Abbildungen auf 10 Kunstdrucktafeln – 8° – M 6,–

Heft 3 Prof. Dr. med. WALTER BREDNOW, Zur Anthropologie des Schwindels
1973. 17 Seiten – 2 Abbildungen auf 2 Kunstdrucktafeln – 8° – M 2,50

Heft 4 Prof. Dr. Dr. h. c. PAUL GÖRLICH, Betrachtungen über den Wissenschaftlichen Gerätebau
1972. 39 Seiten – 8° – M 3,–

Heft 5 Prof. Dr. ERICH RAMMLER, Einige Betrachtungen über Erdgas
1974. 43 Seiten – 8 Abbildungen – 3 Tabellen – 8° – M 4,50

Heft 6 Prof. Dr. GUSTAV E. R. SCHULZE, Zur Rolle des Einfachheitsprinzips im physikalischen Weltbild
1974. 23 Seiten – 4 Abbildungen – 8° – M 2,50

Heft 7 Prof. Dr. med. ROLF EMMRICH, Zwischen Leben und Tod. Ärztliche Probleme der Thanatologie
1974. 22 Seiten – 2 Abbildungen – 4 Tabellen – 8° – M 3,50

Band 111

Heft 1 Prof. Dr. WILHELM MAIER, Vom Erbe Bernhard Riemanns 1975. 16 Seiten – 8° – M 2,50

Heft 2 Prof. Dr. med. HANS DRISCHEL, Organismus und geophysikalische Umwelt
1975. 50 Seiten – 25 Abbildungen – 1 Tabelle – 8° – M 7,–

Heft 3 Prof. Dr. MARIA HASSE, Zum Begriff des allgemeinen Produkts von Kategorien
1975. 32 Seiten – 8° – M 5,–

Heft 4 Prof. Dr.-Ing. Dr. h. c. KURT SCHWABE, Analytische Probleme des Umweltschutzes
1975. 28 Seiten – 9 Abbildungen – 2 Tabellen – 8° – M 3,50

Heft 5 Prof. Dr. WOLFGANG BUCHHEIM, Die kopernikanische Wende und die Gravitation
1975. 36 Seiten – 2 Farbtafeln – 8° – M 5,–

Heft 6 Prof. Dr. HERMANN BERG, Photopolarographie und Photodynamic
1975. 19 Seiten – 2 Abbildungen – 2 Tabellen – 8° – M 3,–

Heft 7 Prof. Dr. MANFRED GERSCH, Probleme der Insektizide aus heutiger Sicht
1976. 36 Seiten – 9 Abbildungen – 2 Tabellen – 8° – M 4,–

Band 112

Heft 1 Prof. Dr. WALTER BREDNOW, Spiegel, Doppelspiegel und Spiegelungen – eine „wunderliche Symbolik" Goethes 1975. 28 Seiten – 4 Abbildungen – 8° – M 3,–

Heft 2 Prof. Dr. ARTUR LÖSCHE, Über negative absolute Temperaturen. Eine Einführung
1976. 26 Seiten – 12 Abbildungen – 8° – M 4,–

Heft 3 Prof. Dr. med HERBERT JORDAN, Kurorttherapie: Prinzip und Probleme
1976. 31 Seiten – 10 Abbildungen – 1 Tabelle – 8° – M 4,50

Heft 4 Prof. Dr. FRIEDRICH WOLF / Dr. PETER FRÖHLICH, Zur Druckabhängigkeit von Ionenaustauschreaktionen 1977. 13 Seiten – 6 Abbildungen – 1 Tabelle – 8° – M 2,–

Heft 5 Prof. Dr. DIETRICH UHLMANN, Möglichkeiten und Grenzen einer Regenerierung geschädigter Ökosysteme 1977. 50 Seiten – 20 Abbildungen – 2 Tabellen – 8° – M 6,50

Heft 6 Prof. Dr. ERICH RAMMLER, Zwei Jahrzehnte Entwicklung des Einsatzes der Energieträger Kohle und Erdöl im Weltmaßstab 1977. 29 Seiten – 6 Abbildungen – 4 Tabellen – 8° – M 4,–

Heft 7 Prof. Dr. ULRICH FREIMUTH, Umweltprobleme in der Ernährung 1977. 32 Seiten – 3 Abbildungen – 4 Tabellen – 8° – M 4,–

Band 113

Heft 1 Prof. Dr. ERICH LANGE. Allgemeingültige Veranschaulichung des II. Hauptsatzes 1978. 22 Seiten – 10 graph. Darst. – 8° – M 4,–

Heft 2 Prof. Dr. HERBERT BECKERT, Bemerkungen zur Theorie der Stabilität 1977. 19 Seiten – 8° – M 2,50

Heft 3 Prof. Dr. KLAUS DÖRTER, Probleme und Erfahrungen bei der Entwicklung einer intensiven landwirtschaftlichen Produktion im Landschaftsschutzgebiet des Harzes 1978. 20 Seiten – 6 Abbildungen, davon 4 farbige – 2 Tafeln – 2 Tabellen – 8° – M 7,–

Heft 4 Prof. Dr. HANS DRISCHEL, Elektromagnetische Felder und Lebewesen 1978. 31 Seiten – 14 Abbildungen – 2 Tabellen – 8° – M 5,–

Heft 5 Prof. Dr. MANFRED GERSCH, Wachstum und Wachstumsregulatoren der Krebse. Biologische Erkenntnisse und generelle Erwägungen. 1979. 29 Seiten – 13 Abbildungen – 1 Tabelle – 8° – M 6,–

Heft 6 Prof. Dr. rer. nat. FRIEDRICH WOLF / Dr. rer. nat. URSULA KOCH, Über den Einfluß der chemischen Struktur von Dispersionsfarbstoffen auf deren Dispersionsstabilität. 1979. 18 Seiten – 3 Abbildungen – 10 Tabellen – 8° – M 3,50

Heft 7 Prof. Dr. rer. nat. FRIEDRICH WOLF / Dr. rer. nat. WOLFGANG HEYER. Zur Sorption an Tetracalciumaluminathycroxisalzen *In Vorbereitung*

Band 114

Heft 1 Prof. Dr. HASSO ESSBACH, Morphologisches zur orthologischen und pathologischen Differenzierung und zum Anpassungs- und Abwehrvermögen der menschlichen Placenta *Vorliegendes Heft*

Heft 2 Prof. Dr. med. WERNER RIES, Risikofaktoren des Alterns aus klinischer Sicht *In Vorbereitung*

Heft 3 Prof. Dr. OTT-HEINRICH KELLER, Anschaulichkeit und Eleganz beim Alexanderschen Dualitätssatz *In Vorbereitung*

Einzel- oder Fortsetzungsbestellungen durch eine Buchhandlung erbeten

Sitzungsberichte bis Band 106
durch das Zentralantiquariat der Deutschen Demokratischen Republik, Leipzig,
ab Band 107 durch den Akademie-Verlag, Berlin, zum Teil noch lieferbar

AKADEMIE-VERLAG
DDR-108 Berlin, Leipziger Straße 3–4

FSC
www.fsc.org
MIX
Papier | Fördert gute Waldnutzung
FSC® C083411

Kolibri 360 GmbH
Ferdinand-Jühlke-Straße 7
99095 Erfurt, Deutschland
produktsicherheit@kolibri360.de